はじめに

　医学・医療の祖・ヒポクラテスは、人々の苦痛に出会った時、はたしてどのような思いにかられたのだろうか。紀元前400年の人々と、現代に生きる私たちとは、暮らし方も文明もちがう。痛みの原因、不具合のきっかけも、お互いに想像しがたいものがあるにちがいない。

　歯科医、臨床家として私は今を生きている。

　そこで、私は古代ギリシャに生きる人々の口の中をまずは想像する。そこには現代人よりも多少堅牢な「歯」が見てとれる。歯髄（歯の中心の神経）、それを囲む象牙質、そして象牙質を覆うエナメル質という層の構造からなるまぎれもない「歯」だ。

　そして、その「歯」に不具合が起きたとき、先人たちも「痛み」を感じ、顔をしかめ、その痛みに耐えかねて涙を流すこともあっただろうと思う。

　それは、現代文明を生きる私たちもなんら変わりがない。

　この「痛み」という感覚は、私たちの生命を維持するためには、大事なものであるが、そうわかっていても人はまた同時に「なんとか痛みを取り除きたい」「少しでも楽にさせてあげたい」と切ない気持ちを持つものだ。親であれば泣く子の背中をさすりなだめる。ヒポクラテス以前、それが祈りであったり、おまじないであったりした。

　しかし、やがてその痛みがどこから来るものなのか、どのようにしたら軽減ができるのか、その「痛む人」をじっくり観察し、人の体の構造や変化に迫る「ただものではない極め人」により、近代医学の道は開かれた。専門家というのは、「極めた人」であり「オタクの人」でもある。

　病原菌やウイルスの極め人になった人もいるだろう。外科という手

技を極めた人もいる。なぜ、人は極めようとするのかと言えば、人は他者の痛みを放ってはおけない、おきたくないのだ。

　ヒポクラテスもまた、医療への動機、願い、目指すものは、そこにあったのではないだろうか。

　そして、私はといえば、歯の臨床家として人々の痛みを少しでも解消したい。歯の痛みを持つ人をみると、いてもたってもいられない。そして、そのために「インプラント」を極めようと強い思いを持っている。

「インプラント」には可能性と希望があると確信しているからだ。

　私の診療室を訪れる方たちと、また若き後進たちと、僭越ながら多くのキャリアを積んだ臨床や研究者とも、私の「インプラント治療」を共有し、ご批判をいただくためにこのブックレットは編まれている。

筆者

注1

ヒポクラテスは紀元前5世紀頃にエーゲ海のコス島に生まれたギリシャの医師で、それまでの呪術的医療と異なり、健康・病気を自然の現象と考え、科学に基づく医学の基礎を作ったことで「医学の父」と称されている。

TAKADA Dental booklet
vol.1

痛みと不安をとりのぞく

インプラント治療をめざして

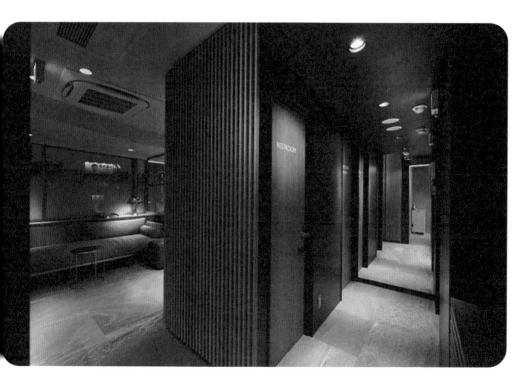

1.「インプラント」への道

――長年の臨床経験から見た過去から現在

インプラントをよりよくご理解いただくために、まずは、その歴史の概略をご紹介したい。歴史を信頼するのは、過去のことは事実であり、そこには先人の優れた知恵があり、同時に失敗や過ちもあるからだ。

　先人達の果敢な挑戦や、日々真面目に取り組まれたことが、いま批判の対象になっていたとしても、時代遅れと言われたとしても、その道程がなければ私たちは、過去からの恩恵を受けることはできない。

　治療を施す側も、治療を受ける方たちも、先人たちの果敢な挑戦によって、より痛みのない、安心できる治療を供給し、患者はそれを受けることができている。

　インプラント治療がどのような人たちによって、また研究機関や企業メーカーによって、未来を拓いて今日に至ったのか知ることは、確かな治療を受けるために重要なことなのだ。

　それは、私がなぜ、いま、あなたに、この治療をおすすめするのかをご理解いただくためにも必要なことだ。少々、専門的、マニアックにすぎるところを自覚しているが、お付き合いいただければ幸いである。

●マヤ文明とインプラントのはじまり

「歯」と「痛み」の闘いは、私たちの祖先が誕生して以来のものだが、その不具合を知恵や技術で補うことを考え実行したのは、いったいいつの頃のことなのだろうか。

　それは、西洋医学が誕生した古代ギリシャ文明より、さらにずっと古くエジプト文明のころに手がかりをみることができるようだ。その時代のミイラの歯根には、象牙や宝石が埋められていたという。しかし、これは治療のためであったのか、死者に対する儀式であったかは

不明である。

　先人が弔いのため、鬼籍にはいった人が不自由のないようにと願ったという想像も不思議ではない。近年、この想像の域から、調査研究によって、明らかになったこともある。

　それは「マヤ文明」の遺跡に埋葬されていた先人の歯が手がかりとなった。紀元前3世紀から16世紀まで、いくつもの大都市が盛衰を繰り返した中米地域のマヤ文明。その遺跡から、宝石で装飾された歯が数本見つかっていた。

　翡翠、金、その他の貴金属や石が埋め込まれていたことから、マヤ文明の研究者の間では装飾文化として注目が集まっていたようだ。

　マヤ文化では、儀式の目的でもこの歯への手技が行われていたという。

　成人期の初めに切歯と犬歯に接着されたということから、成人となる覚悟と誇りの象徴であったのかもしれない。

●接着技術の解明

　このマヤの歯の「ジュエリー」に、歯科学から迫るレポートが2022年5月、メキシコのユカタン自治大学、アメリカのハーバード大学、ブラウン大学の科学者により（ArchaeologicalScience：Reports）発表された。

　この手技は、特殊なセメント（植物樹脂）の助けを借りており、研究者らはそのセメントに含まれる有機分子に注目し約150種を特定した。

　複数発見された歯は発見された場所が異なっていたが、主成分は同じだった。それらの混合物は骨との相性がよく接着力は非常に強く、それゆえに今日まで残存することができたようだ。また、その接着剤の混合物には抗菌性を持つ松脂や、抗炎症作用のあるミント科の植物

が含まれ、口の中の炎症や感染のリスクを減らすことができたのではないかと推論している。

　このマヤ族のジュエリー装着が「インプラント治療」のはじまりとまでは言いがたいが、その手技、接着剤の知恵などは今につながる事始めがあったことは事実だろう。

　マヤ文明は短く計算しても 4000 年以上も前のことであるが、先人達はすでに「本来のインプラント治療」を夢見ていたかもしれない。そういう意味でも「インプラント治療」は、そこから始まったといってよいだろう。

●骨折治療研究から「チタン」へ

　中世ヨーロッパでは、象牙や牛の骨、あるいは健康な人の歯を使ったインプラントが確認されており、それ以降も鉄、金、サファイア、ステンレスにアルミニウムなどさまざまな材質で作られたインプラントが見つかっている。それは、先人たちがインプラントを試行錯誤したことの証明でもあるが、一方インプラントの素材に決定打がなかったことも意味する。

　このインプラント治療における素材は、大変重要である。

　この素材について、画期的な発見と改良につとめたスウェーデンのブローネマルク博士の功績ははかりしれないものがある。世界でインプラントが一般的な治療法として認められ普及したのは、ブローネマルク博士の存在なくしてなしえないものだ。

　それは、第二次大戦終結からほどない 1950 年代のことだった。応用生体工学研究所で所長を務めていたブローネマルク博士は、当時ある大学の医学部で、骨折治療において骨髄の果たす役割を研究していた。

　その実験の過程で、ウサギのすねに生体顕微鏡用のチタン製器具を

埋め込んでいた。実験後それを取り出そうとしたところ、骨から器具を剥がすことができなかったのだ。

　さまざまな金属類では、そのような現象はみられなかったことから、彼はチタンの特質として「骨に拒否反応をおこさせず、結合する」との確信をもつに至り、「オッセオインテグレーション（osseointegration）」と名づけた。1952（昭和27）年のことだ。

　Osseoとは「骨の」、integrationとは「結合」を意味する。

●ブローネマルク博士の功績

　以来、博士は10年に亘り、さまざまな実験のすえ、歯科治療への応用を探ることになり、1965年には世界で初の人へのデンタル・インプラントが施された。施術を受けたのは、ヨスタ・ラーソンという30代の男性。生まれつき顎の骨が弱く、上顎あるいは下顎の歯が1本もない無歯顎の人であった。この手術は無事に成功し40年間もの間、問題なくそのインプラントは機能したという。

　ブローネマルク博士はその後も、研究グループを組織し、1977年と1981年には、約3000のインプラント臨床報告を発表し、その治療成績の高さに歯科学会に一大センセーションを巻き起こすに至った。注2

　当時としてはあまりに画期的な発見であり、それゆえに賞賛の一方で研究者や臨床医の多くは「金属が生体のなかで生かされるわけはない」と懐疑的な反応をみせたとも言われている。

　しかし、その後アメリカにおいて複数の大学でチタンと骨との結合は科学的に証明された。この証明によって、チタン製インプラントの開発と進歩の道は大きく開かれた。

　チタン製インプラント治療は、やがて博士の名をとり「ブローネマルク・システム」と命名された。世界にブローネマルクの治療法は広

まっていったのは、20世紀の後半のこと。日本に「ブローネマルク・システム」が上陸するのは、昭和の終わり1980年後半のことだった。

注2

1965年〜1975年の症例についての報告を、1981年にも報告がなされた。

対象となったのは211名（235顎）。本文のラーソン氏のように無歯顎の方たちへのインプラントは1618本にのぼったと言う。その後も研究は続けられ、1981年に発表されたデータでは2768症例にも及んだ。

発表によると、確立期（インプラントのデザインや治療法が確立した以降の時期）では、治療完了後、5年経過したインプラントの残存率は、上顎で81%、下顎で91%。つまり、100本のインプラントのうち、上顎では81本が、下顎でも及んだ。

発表によると、確立期（インプラントのデザインや治療法が確立した以降の時期）では、治療完了後、5年経過したインプラントの残存率は、上顎で81%、下顎で91%。つまり、100本のインプラントのうち、上顎では81本が、下顎では91本が残っていた。

●「ブローネマルク・システム」が克服してきたこと

「ブローネマルク・システム」以前のデンタル・インプラントは、さまざまな素材や技術に試行錯誤していた。多数の素材が試され、施術についても同様だった。たとえば、当時はインプラント施術時に角度をつけることができない「ワンピース・インプラント」が用いられていた。

また、インプラントの上部にネジ止めの機構もなく、強度にも問題があった。それらを克服しようとしたのが「ブローネマルク・システム」だった。

ブローネマルクらは、チタンという最上と思われるインプラント素材を発見開発しただけではなく、先人たちの失敗や残された問題点についても果敢に修正を加えていったのだった。

●「ブローネマルク・システム」の課題

　私がインプラント治療に取り組みはじめた 2000 年頃の「ブローネマルク・システム」では、チタン製インプラントと歯の面を機械研磨によって、ツルツルに鏡のような状態にしていた。当時の定着率は 5 年85 %、10年80%以上。1988年トロント会議で世界に拡がった。

　さらに定着率を上げようと、試みられたのが「サンドブラスト」技術である。「サンドブラスト」とは、別名「タコツボ場」とも言われている。機械研磨でツルツルにしていた表面を酸化させ、小さな凹凸をつける。「タイユナイト」という表面構造にすることで、定着率はさらにあがることになった。

●冶金の研究者が世界的インプラントメーカーへ

　画期的な素材、そして治療法が確立したかにみえたデンタル・インプラントであったが、世界を席巻した「ブローネマルク・システム」にも弱点があった。

　1998 年にはブローネマルク博士はスウェーデン政府からグランド・プライズ賞を授与されているが、いまふり返れば私が歯科医師となった 2000 年代に入ると、インプラント治療に再び飛躍的な進歩の時が訪れていた。ブローネマルク博士が「現代デンタル・インプラントの父」といわれたその頃、インプラント治療はさらなる革新的な研究が並行していたのだった。

　不動の地位にあった「ブローネマルク・システム」であるが、2010 年代には、スイスに本社のある「ストローマン」にインプラン

トシェアの世界No.1の座を明け渡している。しかし、歯科医師にとってはお馴染みのこの社名も、一般の方のお耳に入ることは少ないかもしれない。

　多くの患者さんはご自身のインプラントがどのメーカーによって作られた製品か、あまり関心がないかもしれない。しかし、一生を共にするインプラントの出自については知識を得ておくことをおすすめしたい。創生期のインプラント治療は、「ブローネマルク・システム」「ストローマン・システム」が急激に世界に広まったことにより、これらのコピーインプラントが数百種類存在する。それほど、この両者の製品のセンスが高く、完成度も高かったのかもしれない。

　しかし、コピー商品も品質が高く、歯科医師でも見分けがつきにくいもので、診察室ではその鑑別に日夜試行錯誤がくり返されている。

　そのため、歯科医師たちはいま、患者さんたちに過去の施術で埋め込まれたインプラントの出自を調べ、そのインプラントに適した部品を調達し、治療をするために苦労することになった。私の手元にある書籍『このインプラントなに？ 他医院で治療されたインプラントへの対応ガイド』（医歯薬出版刊）は2011年に刊行されたものであるが、2017年に続刊がでていることからも、患者さんたちの一定数は過去に施術したインプラントの不具合を訴え、その治療に応じる歯科医師たちのニーズの高さが伺える。

　歯科医師の技量とともに、変化し進歩するインプラント製品へ関心を向けることは、患者さんにとっても必須のポイントだろう。そこで、現在世界シェアNo.1となっているインプラントメーカー「ストローマン」についてもその歴史を深掘りしてみよう。

●時計技術からデンタル・インプラントへ

1965年ドイツでブローネマルク博士が人へのインプラント治療を

成し遂げる 10 年ほど前、スイスの時計業界に勤務するエンジニアだったストローマン氏は、後述する自身の怪我をきっかけに人体へとその探究心をつなげ「ストローマン研究所」を設立していた。1954年のことだ。

このストローマン氏の名を掲げたインプラントメーカー「ストローマン」が、やがて、不動の地位にあると考えられてきた「ブローネマルク・システム」を凌ぎ、世界シェアの№. 1となっていく。なぜ、そのようなことが起きたのだろうか。

まずは、グローバル企業「ストローマン」に至るまでの歴史をみていこう。

Reinhard Straumann（英語読みではレインハード・ストローマン）は、前述したように時計業界に勤務するエンジニアであり、時計の精度向上に関する冶金の研究者だったのだ。[注3]

そして同時に、スキー競技者としても、スキーフライングの基礎研究に空気力学計算を取り入れて構築したことでも著名だった。[注4]

転機は、そのスキー競技中の負傷で入院を余儀なくされたときに訪れた。自身の怪我をきっかけに、骨の構造や加齢に伴う変化に興味を持ち、研究のテーマを人の体へ向けていったのだった。その後、骨の結晶構造に関する研究は高い評価を受けることになる。[注5]

注3

ニヴァロックス（Nivarox：非変動非酸化）という合金は、機械式時計における革新的な開発となった。そして、現在に至るまで主要な部品の素材として使用され続けている。

注 4

スキー事故後、ストローマンは、スキージャンプを科学的見地から考察し、その安全性の確立を目指した。ジャンパーの姿勢の数学的モデルについての研究を行い、この研究成果が、スキージャンプの安全性とトレーニングにおける世界的基準の確立へとつながった。

注 5

彼の研究は医療分野にも及び、スイスのバーゼル大学病院と共同で、X線分光法を用いた無機質骨の結晶構造の研究に乗り出した。当時、骨の結晶構造についてはあまり知られておらず、骨の有機成分が結晶構造であるということも新たに発見された。

●耳を傾け、改善し、役立てる

　スイスの小さな研究所からスタートした「ストローマン」は、「耳を傾け、研究し、改善し、役立てる」を使命と掲げている。

　1954 年ストローマン研究所（Forschungsinstitut Dr. Ing. R.Straumann, Waldenburg）の設立時は、従業員 20 名。エンジニアの道に進んでいた息子（Fritz Straumann）も、摩耗、破損、錆に強い非磁性合金の開発に取り組んだ。

　ストローマン研究所は、有害物質を含まず、耐摩耗性に優れた合金の開発に成功。研究所が開発したインプラントスチールの仕様は、今日の国際的な ISO・ASTM 規格の基準となっている。

　やがて、あらゆる金属と合金を扱った経験、そして腐食と生体親和

性に関する研究に基づき、歯のぐらつきを治療する歯科研究に着手する。

それがデンタル・インプラント世界シェアNo.1への一歩となった。

1974年には歯科大学病院の協力のもと、あのブローネマルク博士が発見開発したチタン製インプラント初の「中空シリンダータイプ」を開発。1976年には、今日使われているインプラントの原型となるチタン製のスクリュー（ネジ）型インプラントの製造を始めた。

●克服される運命

1980年に創設された非営利学術組織ITI（The International Team for Implantology）は、「世界中のインプラント歯学ならびに関連組織再生の専門家同士を結ぶユニークなネットワーク」とされている。ここで、議論されるのは、「ストローマン」のインプラントである。

先駆けた技術は常に弱点を克服される運命にある。世界を席巻した「ブローネマルク・システム」の弱点を見出し、克服しようとする臨床家や研究者たちがこのITIに参加していった。

1988年にこのストローマン・インプラントの治療の優位を決定付けた会議が、アメリカのトロントで開催された。この会議は、アメリカ国立衛生研究所とハーバード大学の共催で開催され「トロント会議」として、インプラントの歴史に残るものになった。ストローマン・システムによる症例報告や研究成果が発表され、この会議以降、チタン製の人工歯根は全世界に普及していった。

歯科の臨床家として、私も「ブローネマルク・システム」で一歩を踏み出した。デンタル・インプラントの創生期ともいえる時代を果敢に拓いていったことへの敬意を表し、その恩恵に与っている。それゆえに、もしかしたら、ブローネマルク博士自身は自らのシステムの弱点を認め、将来その弱点を克服する誰かを想像していたかもしれない

15

とも思うのだ。

　そして、「ストローマン」の優れた製品に接すると、そもそも両者のインプラントに対する姿勢や考えに異なるものがあったとも思う。両者は尊敬に値する仕事を残してはいるが、経営や人事、さらに社会的な状況によってさえ、メーカーの事情は変わり、インプラント治療に影響が及んだと想像をするのだ。

注6
ITI は、インプラント歯学の各分野において明確なビジョンを持った 12 名の専門家によって 1980 年に設立された。設立目的は、当時において重要と考えられていた未開発の医療分野で、自主的かつ理想的に研究と発展を追及できる専門家同士のネットワークを築くこと。現在、会員数は約 15,000 人。

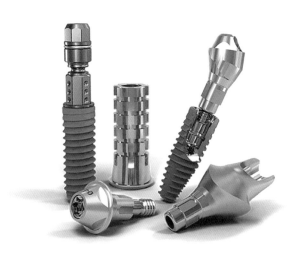

●弱点と克服

　科学には不動はない。研究者・科学者として秀でて優れていたブローネマルク博士とともに、開発製造した人たちへの尊敬の念とともに、彼らの実力とはまた別の背景で、世界のシェアは変わっていくのかもしれない。

　そして、私もまた、先人たちへの尊敬があるからこそ、治療にあたっては科学的な視点を持つのである。臨床家にとっての科学的視点は、診療室のこの患者さんにとって、いずれの恩恵に与(あずか)ることがよいのかに向けられる。臨床家はその1点に集中する必要があると考える。

　私は現在も「ブローネマルク・システム」という治療法に敬意を払い、過去のこの治療を受けた患者さんの治療においても、無視をできない点を感じている。また、確かな利点があることも確認したうえで、「ブローネマルク・システム」の弱点と「ストローマン」の優れた点についてふれておきたい。

　前ページで触れたように、機械研磨のツルツル面から「タイユナイト」という表面構造を得たことで、「ブローネマルク・システム」の定着率はあがり、その治療時間も短縮された。一方、それゆえに新たな問題が生まれた。

「タイユナイト」は別名「タコツボ」。顕微鏡に映るのは凹凸のあるまるで「タコツボ」のような形状だ。骨とインプラントの面に隙間ができる。インプラントとアバットメントが面と面であたる「バットジョイント」で強力な咬合力(こうごうりょく)を支持する。この技術が頑丈で長持ちを支える「ブローネマルク・システム」インプラントのメリットだ。

　しかし、ここにデメリットもある。一度侵入した細菌にとって、このタコツボ環境は最高の住み処(か)となる。問題が起こりインプラントを外したとき、汚れが見てとれ、なんともいえないニオイがする。

17

これはチタンのインプラント製品化により、インプラントの定着が
よくなった分、細菌が繁殖しやすくなり、歯周炎を引き起こし骨が痩
せていくといった大きなデメリットを招く。インプラントは、創生期
には歯科医師も患者さんも果敢な挑戦をしたことで、そこで起こった
問題が後年まで払拭されずに人々の記憶に残ってしまったという不幸
がある。

　「インプラント歯周炎」もその不幸な歴史のひとつになっている。

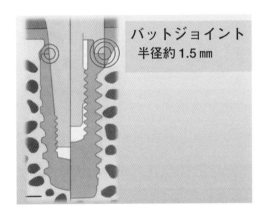

↓ S 〜 TE ティシュレベル／ BL ボーンレベル

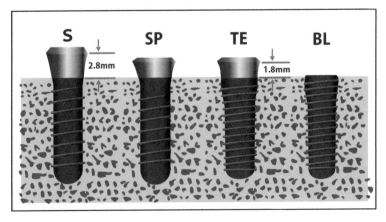

●インプラントの構造

　さらに話をすすめる前に、ここでインプラントの構造[注7]を補足しておきたい。

　デンタル・インプラントは主に「上部構造（歯冠部分、噛む部分、い、いわゆる歯として見える部分）」とインプラント体「（歯根部分、支える部分、顎骨内にあり見えない部分）」に分けられる。

　この「上部構造」と「インプラント体」を連結させる部分を「アバットメント」と言う。この「アバットメント」は、いわゆる「歯」（上部構造）をインプラントに固定する役割を果たすのだ。

　そして「インプラント体」と「アバットメント」の接続部分が骨の上（歯肉レベル）にある場合を「ティッシュレベルタイプのインプラント」、骨の中にある場合を「ボーンレベルタイプのインプラント」と言う。（18頁下図参照）

「ティッシュレベルのインプラント」は、ストローマンによって開発され、以後モデルチェンジを続けてきた。「インプラント体」と「アバットメント」の接続部分が骨の上（歯肉レベル）にあり、上部構造のマージン（歯質と修復物・補綴物の境界のこと）が軟組織にある。

「ティッシュレベルのインプラント」がモデルチェンジされる前、40年程前にアメリカで治療を受けたという患者さんの、ほぼ無傷のインプラントに出会ったときの感動は忘れられないものである。

「ティッシュレベルのインプラント」の手術は1回で済み、周囲骨の吸収も少ない。反面、前歯部等においては、歯肉の再現が難しく審美的な弱点もある。

注7 インプラントの構造図

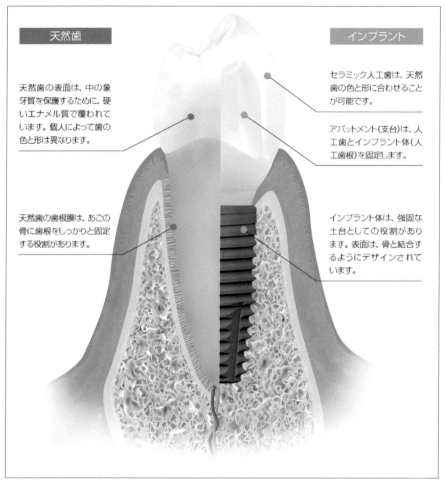

天然歯

天然歯の表面は、中の象
牙質を保護するために、硬
いエナメル質で覆われて
います。個人によって歯の
色と形は異なります。

天然歯の歯根膜は、あごの
骨に歯根をしっかりと固定
する役割があります。

インプラント

セラミック人工歯は、天然
歯の色と形に合わせること
が可能です。

アバットメント(支台)は、人
工歯とインプラント体(人
工歯根)を固定します。

インプラント体は、強固な
土台としての役割がありま
す。表面は、骨と結合す
るようにデザインされて
います。

　対して「ブローネマルク・システム」が開発した「ボーンレベルの
インプラント」は、「インプラント体」と「アバットメント」の接続
部分が骨内にあり、上部構造のマージンが歯槽骨頂、あるいはそれに
近接した位置にある。

　これは、歯肉の再現が可能となり、骨増生が必要な症例でも適応で
きる。反面、接続部分周囲は骨の吸収がみられる。

●海綿骨と皮質骨

　人の骨とインプラントの関係について、補足をしておこう。骨には2種類「皮質骨」と「海綿骨」がある。[注8]顎の骨の外側には硬く表面がツルッとした「皮質骨」がある。そして、骨の中には柔らかく血管の多い「海綿骨」がある。

　血液のあるところに定着するインプラントは「海綿骨」との相性がよい。そのため、「皮質骨」だけに譬え硬くて丈夫な大理石のような人工骨（インプラント体）を置いても、インプラント定着はしない。

　インプラントを成功させようと思った時、まずは「海綿骨」を探すことが大切だ。「皮質骨」と「皮質骨」の間にサンドイッチのように挟まれて薄く「海綿骨」があるのが前歯で、これは非常に定着が良い。

注8　皮質骨と海綿骨

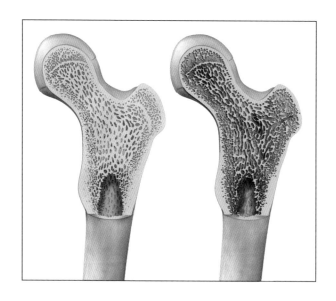

●接続のちがいについて

　前述のように、インプラントの構造は、骨の中に植える「インプラント体」と、歯として見える「上部構造」を接続して固定する「アバットメント」から成っているが、この「アバットメント」には、水平的な接続と垂直の接続がある。

　さらに、その垂直的な接続には「エクスターナルコネクション」[注9]と「インターナルコネクション」と呼ばれる接続がある。

　既述の「ブローネマルク・システム」は、この「エクスターナルコネクション」インプラントを行っている。「エクスターナルコネクションインプラント」とは、「プラットフォーム」（インプラントと「アバットメント」が接続する部分）部に、凸面として形成された「アバットメント回転防止構造」を接続する治療である。インプラント体がオス、アバットメントがメスである。

　一方、「ストローマン・インプラント」を研究する「ITI（International Team for Implantology）」グループは、接続部分が凹面となる「インターナルコネクション」を採用する。インプラント体がメス、アバットメントがオスである。

「ストローマン・インプラント」は、「プラットホームスイッチング」という考え方に基づき、「アバットメント」（「上部構造」と「インプラント体」を連結させる部分）に、隙間をとる。骨と距離をとり汚れを取り込み難くしようとする考えだ。そのため、インプラントのプラットフォーム部に、凹面として形成された「アバットメント回転防止構造」をとり、弱い力でも十分連結接続できるようになっている。

「ブローネマルク・システム」では、プラットホームが骨のすぐ横にあることで、汚れがつきやすい構造になってしまっていることに比べると秀逸である。

　これにより、インプラントが定着する時間の短縮にもつながっている。

「ブローネマルク・システム」では、定着まで施術後、4ヵ月半から半年ほどかかり数本の施術を行うと、年単位で治療が続くことになっていた。

　ところが、「ストローマン・システムのSLAアクティブでは、これまで多くが3ヵ月ほどで定着をみると言われていた。さらに現在では「ストローマン・アクティブ」と呼ばれる新しい表面性状をもってすれば、最短3〜4週間での定着が確認されている。この定着までの時間の短縮は、仮歯での生活が短くなることと等しい。高齢期の患者さんはもちろん、あらゆる世代にとっての朗報である。

注9

ブローネマルクで採用された、エクスターナルコネクション。特有の面と面でアバットメントをつなぐ方式。強い咬合力に耐えられるが、接合部分からプラークなどで感染しやすい弱点をもつ。

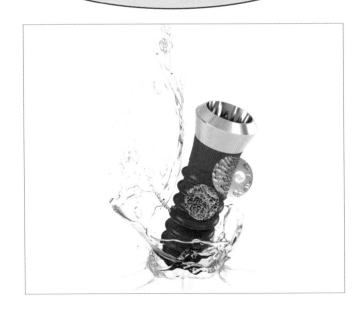

●性能差ときっかけ

　私が歯科医師になり5年ほど経った30代前半のころ、「ブローネマルク・システム」では、どうしてもインプラントが定着しない患者さんと出会った。50代の女性で、骨が柔らかく定着をしないで苦労し、「ストローマン・システム」を取り入れたところ、なんとひと月半で定着をして安堵したことがある。かなり柔らかな骨の患者さんも稀におられ、「ブローネマルク・システム」はそれを苦手としていたが、この「ストローマン」の定着性の高さは驚くべきものがあった。

　このとき、あまりの性能差に、一気に「ストローマン」のインプラントに切りかえを試みたが、やはりまだまだパイオニアである「ブローネマルク・システム」を全面的に切りかえてしまうことはできず、治療は6：4でその後徐々に「ストローマン・システム」を取り入れていくことになった。その後定着率は90％後半、100％に迫る結果を生み出している。

●「きつく入れる」か「適正な距離を置く」か

　こうした歴史を見ていくと、あらためてストローマン氏の考察と先見性に脱帽するところがある。ストローマンらはそもそもデンタル・インプラントの首部分が、まさにネックであること、重要であることを認識していたのだろう。ブローネマルク博士もまた、ストローマンらと同じ考えであったと思われるが、その方向性において両者は大きな違いをみせる。「小さく削りきつく入れる」ことで強度を保とうするブローネマルク博士らに対し、インプラントと骨の「適正なポジション」を重視したのがストローマンらだった。

　ストローマンらはインプラントを埋入する際に、骨の干渉を除去・形成し上部構造パーツの適正な装着が可能な「プロファイルドリル」を利用することで、インプラントの強度を保ち長持ちをさせることを

目指し、やがて成功している。

「きつく入れる」ブローネマルク博士等に対し、「適正な距離を置く」装置と技術を目指したのだった。

　長年使用されたインプラントの患者さんの骨の吸収を見ても、ストローマンらは当初から「インプラントを長期間定着させる」という概念をはっきりと持っていたのではないかと思わせる。「ストローマン・システム」が長期間経過をして、年を追うごとにそれは証明されているように思う。

　現在、全世界でインプラントメーカーは、数百あるといわれる。その３大メーカーシェア１位から３位が、ITI（ストローマン社）、ブローネマルク（ノーベルバイオケア社）、アストラ（デンツプライシロナ社）である。

　そして、３社の中でもストローマン社はスイスのバーゼルを本拠地とし、インプラント歯科学、修復歯科学、口腔組織再生の領域のグローバルリーダーとなっている。世界で1300万本以上の「ストローマン・インプラント」が使用されているといわれ、半世紀を超える調査と研究が信頼となっている。

　デンタル・インプラントは、ストローマン社のリードで、この時代を駆け抜けるように、創世期から成長期を経て、もはや成熟期ともいってよい時代に入っている。

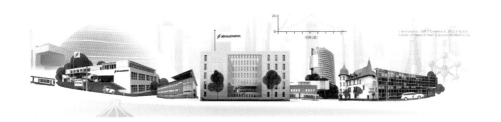

2. 臨床家として追求したこと
―― 「痛み」と「不安」へのこだわり

●父と仲間に育まれたインプラント治療への志

　私がこの世に生を受けたのは、1974（昭和49）年の夏の盛りの頃。

　それは、ブローネマルク博士がインプラント臨床報告を発表し、「骨（Osseo）の」「結合（integration）」を歯科の応用に挑戦をし続けていた頃のことであり、1974年といえばストローマンらが、歯科大学病院の協力のもと、中空シリンダータイプの初のチタン製インプラントを開発した年にあたる。

　そして、気がつけば私はほぼ半世紀を生き、さらにその四半世紀を歯科のなかでもとりわけインプラント治療に専心専念したのは、父の影響が大きかったと思うのである。

　父は、現山口県美祢市において、長年地域医療に従事した町医者だった。

　美祢市は平成の大合併により、現在約24,000人ほどの人口となっているが、当時父が従事したのは人口が1万人にも満たない山間の地域だった。父は寡黙で一徹。40度の高熱の身であっても往診は欠かさない。子どもの私にとっては気軽に口を利ける存在ではなく、ただ厳しい人。日々手を抜かず地域医療に取り組む父の背中を私は見て育った。

　その後私は中学から全寮制の熊本マリスト中学校に入学したのだが、そこでは父とはまた別の厳しさを味わうことになった。12歳という未熟な子どもにとっては、100人部屋での共同生活での6年間は当初相当に過酷なものだった。しかし、寝食を共にし、親元を離れただ一人自立の道についた者同士の関係は深い。そこには家族とはまた別の他者への信頼が育まれる土壌があった。私にとっても仲間といえる友人たちとの絆はかけがえのないものになっている。

　そんな生育歴からも、ストローマンら先人の功績も、一人で為し得たものではないと想像する。むしろ、名を残した人は周囲に生かさ

れ、支えられているのだ。また、他者の痛みを感じ想像し、その痛み
や苦痛の解消のために努力をしたいと思える精神や、実行力は、そう
した生育のなかでこそ育まれると実感している。

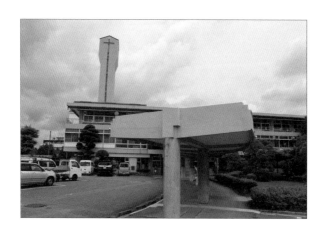

マリスト学園（熊本）

●インプラントとの出会い

　それは1997年、大学5年のときだった。

　当時はまだ一般に普及しているとは言いがたかったデンタル・イン
プラントに出会った。翌年、チタン製インプラントの研究開発に長年
取り組んでいたブローネマルクの功績がようやく認められ、ノーベル
賞に匹敵すると言われる賞を取っていることから、歯科治療の現場で
は、インプラント治療はまだまだ試行錯誤の時代にあったといえる。

　しかし、私が大学で目にしたのは、インプラント治療の手応えのあ
る結果だった。インプラント治療により、多くの人がしっかりと食事
を嚙み味わうことができるようになる。その衝撃は今でも忘れてはい
ない。「この治療には将来性がある」とインプラント治療に魅了され
たのだった。

私は元来、創造すること、なにかを製作することが好きだった。

　興に乗って短編映画などを作ったこともある。好きなことを続ける
うちに、幼い頃からの手先の器用さもより磨かれたのかもかもしれな
い。ごく自然と歯科が進むべき道となっていった。それは、父とは少
し異なる道だったが、迷いは一切感じていなかった。

　大学卒業後の進路も「インプラントを学べる職場」とした。父が
がっかりした姿は今でもおぼえているが、私なりに情報を集め「ここ
だ」と思った都内の医院に直談判をした。突然、電話での直談判をし
たその医院で、5年間「現場」を学ばせていただいた。

　当時は今以上に、一般にはインプラントが普及しておらず、患者さ
んにはその手技について一から説明をし、その技術を信頼いただく必
要があった。そして、一人の患者さんに満足と安心を感じていただ
き、次の患者さんを紹介していただくことが必要だった。私は学生時
代に希望した通り、インプラントを現場で学び、さまざまな患者さん
の事情やニーズにお応えし、やがて感謝をいただく職場に恵まれ確か
な自信を得ていくことになった。

●修業時代を過ぎ、本院設立

　こうした「研鑽」の時代も、私は技術的なことだけではなく、「歯
科診療」とは何か。痛みや不具合を感じる人たちに、私は何ができる
のかを考えていた。

　歯の痛み、不具合をもったとき、人はなにを思い、なにを必要とす
るだろう。無論、それはその人その人の事情や性格、心情や社会的立
場などとも関係をし、これだという医療者の思い込みやマニュアルや
ルーティーンだけでは仕事は完遂しない。

　私は患者さんの声や、表情や心身の変化を見逃さないように診療に
努めた。

やがて、修業時代の 5 年が過ぎた頃、患者さんにとっても治療者にとっても、考え得る限りの質の高いインプラント専門の手術室を備えたクリニックを目指し行動するときがきた。

課題はいくつもあった。

まず、第一に多くの患者さんが感じる「不安」である。歯科治療の最大の難点といってよいかもしれない。また、それは理にかなった不安ともいえる。

口内は通常、他人には見せないいわばプライベートゾーンであり、また命を保持し守る入り口でもあるため、口腔系は脳神経系で支配されている。

脳の底面で前の方から順に 12 対。それぞれの神経は頭蓋底（とうがいてい）を貫いて、主に頭頸部、胸部や腹部内臓を支配し、12 の脳神経のうち、歯科領域にとって重要な咀嚼（そしゃく）、歯痛を起こす三叉神経（さんさ しんけい）、味覚、唾液の分布に関わる顔面神経（がんめんしんけい）、舌咽神経（ぜついんしんけい）、内臓、のどの運動、味覚、唾液の分布を促す迷走神経（めいそうしんけい）[注11]がある。

注 11

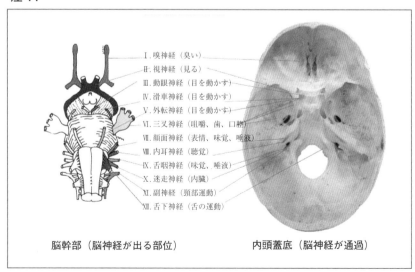

Ⅰ.嗅神経（臭い）
Ⅱ.視神経（見る）
Ⅲ.動眼神経（目を動かす）
Ⅳ.滑車神経（目を動かす）
Ⅴ.外転神経（目を動かす）
Ⅵ.三叉神経（咀嚼、歯、口腔）
Ⅶ.顔面神経（表情、味覚、唾液）
Ⅷ.内耳神経（聴覚）
Ⅸ.舌咽神経（味覚、唾液）
Ⅹ.迷走神経（内臓）
Ⅺ.副神経（頸部運動）
Ⅻ.舌下神経（舌の運動）

脳幹部（脳神経が出る部位）　　　　内頭蓋底（脳神経が通過）

その口内を開くこと、見慣れない器具を入れること、そこに加え嗅覚や聴覚を刺激する歯科クリニック独特のニオイ、機械音。さらに、治療の必要上とはいえ目や口元を覆った歯科医からのプレッシャーは、あらゆる神経系に緊張をもたらす。

この緊張は、予期的な不安を減少させることで多いに緩和されると考えた私は、2009 年の本院の開設において以下の点に留意した。

そして、この本院の開設の理念は、開業後さらに高みを目指す「TSI DENTAL CLINIC」（独立したインプラント専門クリニック）で結実をする。

その基本をふり返る意味で、本院当時の目指したところを記しておこう。

① 空　間
動物は閉鎖的なところにストレスを感じる。人もまたその時の行動や目的において適度な空間が必要だ。そのため、待合室では、患者さん同士、適切な距離をとれるようにしたい。

また、治療ユニット内では、治療者たちの動線を確保できる適度な空間を作ることにした。

② 印　象
医療機関のイメージは、多くの人にとって「機械的で無機質な冷たい感じ」というものではないだろうか。できれば、縁がないことを願う場所になっているともいえる。そうした印象を払拭するために、室内の素材や色はもちろん、レイアウトにも工夫が必要だ。

そのため、待合室にはカウンターを置くことで、医師と患者が対面で向き合い、対話ができるように意図した。人は未知のことにより強い不安を抱くものだ。治療の内容や今後の状態を丁寧にわかりやすく

お話しすることで、ある程度の解消ができるようにしたい。

③ 患者さんの負担を軽減する機器

　前述のような精神的な安定は、確かな医療技術やそれを支える機器などによってさらに補強されるだろう。私が本館に導入したのは以下の機器や器具の選択だった。

　開業当時20年前のＣＴは、撮影に時間がかかり映像の精度もあまり高い物ではなかった。躍進的な進歩を遂げる医療機器は、その価格ゆえに導入を控えることがある。しかし、私は３台目のCTを迷うことなく導入した。

　進歩した画像からは詳細な知見を得ることができ、治療精度が格段に上がるなど、治療者にも患者さんにとってもメリットがあるからだ。

　インプラントを埋入（まいにゅう）する器具を「インプランター」と言う。より正確にインプラント埋入が可能な器具５台をバックアップできるように導入した。

　また、口腔内の水分のコントロールが効率よくできる吸引装置「バキュームシステム」を２台用意した。不測の事態に備えるのも患者さんの不快やリスクを軽減することになるからだ。さらに、明かりは「無影灯」かつ、LEDにせず光の自然の発色にこだわった。

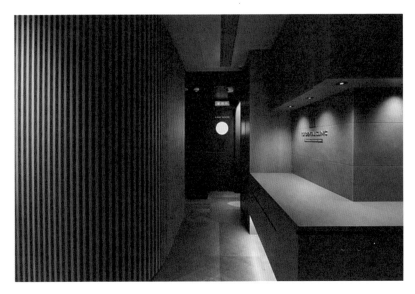

TSI DENTAL CLINIC（エントランス）

3. 理想を形にする「TSI DENTAL CLINIC」

―インプラント専門クリニックの高精度治療室

●理想の追求への思い

本館オープンから、13 年。

2021 年 2 月に、インプラント治療に特化した「TSI DENTAL CLINIC」（独立したインプラント専門クリニック）を開業することができた。

私の取り組むべき課題をインプラント治療にしぼり、さらに研鑽していく覚悟をもち、現状できうる限りのインプラント手術施設を追求したかった。

本院開院時のこだわりを、歯科医師としてさらに妥協なく求めたとき、第一条件は立地にあった。痛みを抱えた患者さんがクリニックを探し回るようなことではいけない。本院の「荻窪駅徒歩 2 分」の距離をさらに縮めたい。駅により近く誰にでもわかりやすい場所が必須だった。

多くの人には、「駅近」はいかにも賃料などが経営を逼迫するイメージがあるかもしれない。露骨に患者さんにそれを語る医療関係者は少ないだろうが、医療機関も経営があって成り立つのは事実だ。

高邁な理想を掲げるだけでは、維持運営はできない。利益をどう上げるかを無視することはない。しかし、私はその利益をどう取るか、その視点を変えることに挑戦したいと思った。

予算や経営のための常識的に言われることより、患者さんにとってよいこと、利益になることを追求することにより、得られる信頼が次の患者さんを呼び、拡散し、利益を得れば再び理想の医療に補填していく。これは、一つの挑戦であり、重い枷でもあるかもしれない。諸所に困難もあるとは思う。しかし、私にとっては外観など表に表れる理想的な雰囲気だけではなく、そこも含めての理想、それが真のラグジュアリーなのだと考えた。

言うは易しだが、この条件は困難を極めると思っていた矢先、それ

はまったくの偶然かつ幸運とも思える巡り合わせで、私の元にやってきた。それが、中央線や地下鉄も複数通る荻窪駅下車直結の、現「TSI DENTAL CLINIC」だ。

　この物件を紹介されたとき、私は少しも迷うことなく、むしろその奇跡の出会いに感謝し即決した。ここに、インプラントに特化したクリニックを開業できる幸運を前に、徹底した理想の実現を改めて強く誓った。

　最高の水準に達しているストローマン社のインプラントを、最高の空間と技術によって、すべての人に充分な満足と安心をもって届ける。

　この恵まれた立地をインプラント治療の最高峰にする、その一歩を踏み出せた喜びを忘れることはないだろう。

●こだわりを極める

　都内荻窪駅前の「TSI DENTAL CLINIC」は、眼下には人々が行き交う商店街、線路越しには商業ビルを望むことができる。この立地から、今できうるインプラント治療の最高を目指そうとした私は7つのこだわりを貫こうと考えた。

❶ プライベート空間

　本館の人と人の距離感の重視に対して、「TSI DENTAL CLINIC」はインプラント治療をより安心して受けていただくために、完全予約制でお一人の患者さんのプライベートゾーンとする。手術前後、あらゆる刺激や気遣いを排することに注力した。

　圧迫感を感じさせない広い空間であること、天然木を使い建築用語でいうところの「アール」を使うこと。「アール」とは、建物の出隅の角などを丸め、円弧状に加工した状態で、温かみや奥行きを感じさせる。天井もできるかぎり高くした。

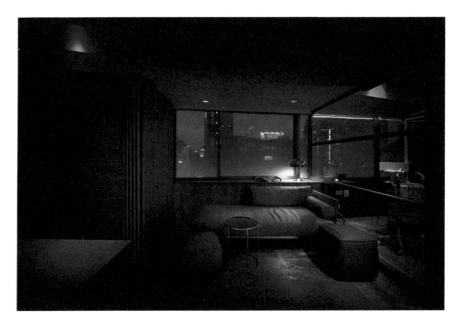

　インプラント治療は、麻酔をともなう手術である。また、今後長く患者さんの暮らしを支えるインプラントを入れる経験は、一大イベントとも言える。術前も術後も患者さんにとって緊張は強くなる。緊張は個人差が大きく、それは医療者にとっては計り知れない。手術前は、血圧は上昇し、些細な刺激は不快につながる。

　計り知れないことには、慎重すぎることが必要だ。それが歯科医師に求められている。

　そのため、「TSI DENTAL CLINIC」では、受付から治療、術後の説明までの1〜2時間、完全個別とし個々の症状や体調、ひいては性格といったことにも対応できる環境を整えたいと考えた。入室時もセキュリティシステムを取り入れ、安全な空間となっている。

❷ 緻密な治療計画と現場対応
　インプラント治療は、痛い、腫れる、といったマイナスのイメージ

を持っている人が多い。しかし、それは「治療計画」によってそのマイナスを最小限に抑えることができる。そのために、当院は2台のCTを活用するなど、緻密な「治療計画」を立てることを大前提としている。

しかし、計画には変更もつきものだ。治療や手術中に不測の事態も起こりうる。患者さんの状態によっては、例えばインプラントの種類やサイズを変えることもあり得る。そうした場合にもベストをチョイスできるように、当院ではインプラント素材や機器のストックや予備については、万全を期している。

この数年世界で大流行した新型コロナウイルス流行や、ウクライナでの戦禍によって医療材料や機器にも影響は大きかった。まさに戦時下だと危機感を強くしたこともあった。欠品を出さないように細心の注意を払っていた。

ストローマンのインプラントは、ティッシュレベル、ボーンレベル、BLXという新型まで、種類は複数にわたる。それらは数百本の在庫となり、いつでも患者さんに最適なものを提供できるように、手術室の棚に収まっている。

治療室、手術室は、待合室へのイメージを重視する配慮とは事なり、すべて合理性が優先されている。

❸ 室内空気を最上のものに

患者さんの不安という感情について、繊細で慎重な対応を考える能力は、歯科医師の理念と個人の資質としての情や感性があって発揮される。一方、次のこだわりである空気環境については、理化学の領域であり、情報集め・施工ともに慎重を期した。

手術室に入る空気は最上のものにしたい。

そのため、「TSI DENTAL CLINIC」の治療、手術室に入る空気はす

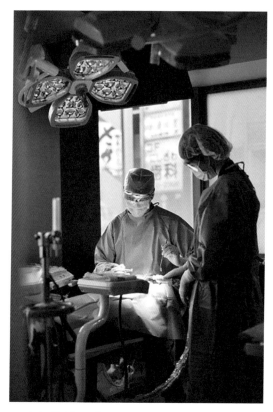

べて、高度な医療フィルターを通している。JIS規格定格で「風量で粒径0.3μmの粒子に対し、99.97%以上の粒子捕集率を持つ」という条件を満たす高性能の「HEPAフィルター」を内臓した「ファンフィルター設備」を導入した。

外部からの清浄空気を取り入れ手術室の内圧を高め、気流を作り出す設備で、室内は風船の中のようになっている。より高度な何層ものフィルター構造で多層型の集塵で空気環境を守っている。

これは、一般医療の手術室と同じ「陽圧室」の仕様だ。大学病院などの手術室と同じレベルを求めて、業者を探し打ち合わせを重ね実現した。

この専門業者も、施工当時新型コロナウイルス流行により多忙を極めていたが、陽圧室実現のため、空調の設置場所はもちろん、器具の位置から手術室を陽圧にすることで、待合室に漏れる空気音の対策まで、詳細な打ち合わせを引き受けていただいた。

ちなみに、新型コロナウイルス発症者は陰圧室で治療を受ける。室内に空気を集め、外気に漏れないようにするのだ。

この空調については、天井部分から術野に向かい流れる仕組みになっている。患者さんの口内周辺には清浄な空気が流れているのである。

❹ 手術室の動線をとる

「TSI DENTAL CLINIC」は医療用ガス配給システムを導入している。これは施工時に床下内配管とした。それにより、別室に酸素ボンベを置くことが可能になった。装置に付けられた酸素アウトレット（日常的に着脱を行う配管設備のガス出口）は、酸素流量計に接続しされている。

この施工により、医療機器で煩雑になりがちな手術室にスムーズな動線を得ることができた。この動線の確保こそ、歯科医師の精度の高い施術につながる。

また、前述したが、手術室に置かれた棚はアルミ製である。埃_{ほこり}がたまりにくく、清掃もしやすい。ここでも手術の動線に合うレイアウトにも配慮した。

❺ 2灯のライトを

医療用照明機器は、15万ルクスのライトを2灯準備している。2灯使用することで術野に影がなくなり「無影灯」となる。これは、全身麻酔で行われる医科手術で使用するもので、歯科としてはややオーバースペックである。

しかし、上顎のサイナスリフトする時や、上顎洞（副鼻腔）の手術の際の手元は暗くなりがちだ。ここは、明るさと光の角度が勝負だ、と思うときがある。開院後、これらの設備に大いに助けられている。

光と空気のこだわりに問題も発生する。清浄された空気が天井から送られてくるのだが、その気流がライトの明かりとぶつかってしま

う。そのため、2灯の隙間を通るような設計を試みた。無影灯のに高度フィルターにより清浄された空気が落ちていくような流れが作られている。

そもそも、手術は目の疲労を募らせる作業が多い。そこで、手術室全体の明るさも調光ができるようにしている。これは、壁紙にいたるまで光を意識して選び、遠近ともに視線を向けた時に目が眩<くら>まない工夫も試みた。

❻ 麻酔科医にストレスを与えない

インプラント手術では、静脈内鎮静の麻酔を行う。そのために、麻酔科医も快適に手術に向かえるような配慮も必要だ。

麻酔科医は、手術中に患者さんの状態をコントロールするために、生体モニターで心拍、体温、血圧などを観察している。まず、この生体モニターは最高水準のものにした。また、モニターは数ヵ所に設けたが、麻酔科医がモニタリングをしやすいようひとつは天井に据え置いた。そのため治療計画を示したCT像も、手術の進行度合いもすべて見てとれるようになった。

❼ 万全の衛生体制

治療体制の基本として、診療室の入り口に「体温スクリーニングモニター」を設置し、瞬時検温のシステムを取り入れている。

また、手術にあたっては、歯科治療用切削器具はヨーロッパの厳しい基準をクリアした「クラスB 高圧蒸気滅菌器（フレッシュクレーブ）」を採用している。紙コップやエプロンなどは適切な廃棄手順で処理をしている。

設計段階からの計画は、手術室の床材や棚などは薬剤耐性の強い素材を使い、いつでも清浄できるような状態を保つよう企画した。

手術室の棚は設計段階ですべて壁に埋め込み、全てステンレス製とし、汚れがつきにくく頑丈である。

4. 長持ちさせるためのインプラント
——成熟期の〈メーカー・歯科医師・患者さん〉について

●「様子を見ましょう」の落とし穴

患者さんの多くは、複数の歯科医を経て当院へ来院される。

すると、治療のあとの口腔内を見ることになり、いろいろ考えさせられることがある。残念ながら、十分な治療とは言いがたい治療跡もある。

また、スクリーニングを軽んじたばかりに、本来であれば受けられたはずの治療を、すでに受けることができないような状態になっていることもある。一般医療のスクリーニングとは、胸のレントゲン撮影、血液の5項目といった検査で、大きな病気がないかを確認する基本的なものを言うが、それは歯科にも同様に必要だ。

ここのところ問題だと感じるのは、「歯を抜かない歯科医師が名医」のように語られる都市伝説のような話がいまでもあることだ。そのため、なぜこの患者さんの主治医はこの歯を放置していたのかと、頭を抱えることがある。

たしかに、闇雲に抜歯することは誤りであるが、「様子を見ましょう」にも限度というものがある。私が出会う患者さんのなかには、歯科医師の「様子をみましょう」という診断で「手遅れ」といった方が時折おられ胸が痛む。歯科医師から「様子を見ましょう」と言われれば、愉快ではない治療からその場は逃れられ、ご高齢の方であれば「年齢相応で仕方がない」と一端は安楽な気持ちになれる。けれど、それは大きなリスクを抱えることもある。

時を逸したことにより、歯周病が進行し、歯の周りの骨を溶かすケースもある。歯周病から慢性硬化性骨髄炎の状態になれば、歯科治療そのものが難しくなってしまう。さらに、歯科検診から遠のいているうちに、口の中全体の変化に気づくのが遅れることもある。口内の良性腫瘍や悪性腫瘍を見逃すこともそう珍しくなく起こっていることだ。

患者さんは、どうかそうしたデメリットも併せてアドバイスを行う歯科医師に出会っていただきたいと願う。

●スクリーニングは情報の宝庫

もうひとつ、歯科を受診する際の基本として、スクリーニングを重視する歯科医師と出会うことも重要なポイントである。歯科医療のなかでスクリーニングといえば、まずは「パノラマX線写真」が非常に有効で有益だ。歯科医師にとっては、有用性が高いと言える。

よく、レントゲン撮影は被ばくのことが問題になり、不安を持つ方もおられる。しかしこれも、物には限度があるだろう。

歯科レントゲンで上下顎を一度に撮影できる「パノラマX線写真」の放射線量は0.005ミリシーベルトである。東京とニューヨークを飛行機で往復すると0.2ミリシーベルト、日本の自然放射線量が年間1.5ミリシーベルトであることからも、「パノラマX線」の放射線量は誤差の範囲内である。恐れるに足りないレベルなのだ。

この「パノラマX線撮影」によって、むし歯をはじめ、種々の病の発見だけではなく、口内全体が写るということで、歯の左右のバランスや顎の位置も見ることができる。歯や顎の様子から、それらがどのように動き働いているかも歯科医師にはわかってくる。

その患者さんの過去の歯科治療の状況もわかり、今の状況もわかる。実に膨大な情報量を持っているものなのだ。

●性能、手技、そして、基本的な知識と習慣を

臨床家として30年。デンタル・インプラントの製品開発や研究報告は、今現在も少しでもよい治療、製品を目指して日々改良を重ねている。

しかし、それは成長期を過ぎ、あきらかに成熟期に入ったと私は考

える。

　過去の試行錯誤により、いまでは「細く、強く、より早く定着する」インプラントが常識となりつつある。まだまだ、デンタル・インプラントへの誤解や偏見をもつ方もおられるが、インプラントの性能はもはや申し分のない状態だ。

　残すは、機械では補えない臨床家の技量であるが、それはいずれの医療についてもある程度いえることだろう。

　患者さんは、その全身、生活環境、精神的肉体的事情をトータルに見極め、診察し、よりよい治療提案をし、間違いのない手技を丹念にこだわり極めた歯科医師と出会うことだ。それができれば、「歯」をあきらめることはない。

　注11（31ページ）に記したように、口腔内及び隣接する組織は神経の宝庫である。

　そのため、インプラント手術はもちろん、例えば噛み合わせのバランスを取ることもインプラントで歯科医師の力量が試される重要なポイントとなる。ここばかりは、機械やその性能では補えないまさに手技である。微妙なさじ加減で歯のバランスが整ったと感じた患者さんからは、大きな信頼を得ることができる。それは、また正しくインプラントを利用し、長持ちさせるための条件になる。

　●**抜歯は抜いて終わりではない**

　加えて言うならば、インプラント治療以前の話にも及んでしまう。歯科医師の力量のひとつとして、抜歯にもその差が現れる。歯を抜くことにそう差はないと思われるだろうが、よく見受けられるのが「残留囊胞（のうほう）」だ。抜歯をした歯の根っこに囊胞が残ったままの状態で、数年後にそれが暴れ始めるといったことはありがちなのだ。それはインプラント治療を始めたときにも起こったりする。

抜歯をしさえすればめでたし、といったことではないから要注意なのだ。

私の経験では、全く歯がない患者さんで顎の中にまるで体育館のように大きな空洞があるケースがあった。骨とは言いがたい明らかに質の悪い腐骨や、残留嚢胞があるケースもある。こうしたことは、歯科医師の経験値で発見されるものだ。

治療としては、インプラントを新鮮な血液と当たるようにしていき、骨が出来るように誘導していく。骨とインプラントの間、距離のあり方はミリ単位となり実に微妙だ。距離がなさすぎても、ありすぎてもトラブルにつながる。ここは、教科書的に伝えることは難しく、歯科医師の長年の経験則に頼るところが大きく、その診断により対処は繊細に変わっていく。

●嚢胞とはなにか？

嚢胞ときくと、好ましくないものと思われがちだが、そもそも嚢胞は異物や細菌から体を守るために作られる。私たちの体を守るための炎症作用の一つだ。毛細血管がスポンジのような塊になっており、そこで新しい血管も作られ、出血しやすくなっている。

さらに嚢胞はその外側に輪ゴムのような上皮層を作り、外敵の侵入を防ごうとする。炎症が進むと嚢胞の外側の骨の「海綿骨」が「皮質骨」に変わる。「炎症性の皮質骨」が見られるようになる。レントゲン撮影をすると、通常見られないところに白い線が見えたりする。

身体の末梢組織に酸素と栄養素を送り届ける血管「栄養血管」ができていたりすると、連続性のない異質なものを読み取ることもある。そうした時に考えられるのが、昔の抜歯による残留嚢胞がある可能性だ。歯科医師は、そのあたりを考えて治療プランを変更したり、症状によっては嚢胞を取る治療を進めたりする。

私が抜歯からさせていただいていれば、と思うのはそんなときである。

将来のインプラントの可能性を考えるのであれば、その時点からインプラント専門医院にかかることをおすすめしたい。歯科の主治医を決める場合、年齢の変化とともに長期経過を踏まえることが得策である。

嚢胞や腐骨はきちんと取るような処置をしておかないと、5 年、10年顎の中でずっと眠っている状態になってしまうのだ。

●歯を知る

私たちは天然の歯のメンテナンスを怠らず、それを使い一生を終えることが理想であることに違いはない。けれど、未曾有の超長寿社会となったいま、高齢期のみならず若い世代にもインプラントは、なくてはならないものなのだ。

そこで、「歯」についての基本的な知識は、幼い頃からもっていることが必要だ。インプラントへの正しい知識にもつながることで、この点は臨床家としても今後の課題である。歯科医師をインプラントにおいてのよりよきパートナーとして捉えていただくために、対話が成立するように、患者さんたちにも歩みよっていただきたいと願うものである。

さてここからは、天然の歯とインプラントの大まかな違いについていくつか解説をさせていただこう。

まず、天然の歯にあって、インプラントにないもの。それは、歯根膜だ。歯根膜は靭帯とつながっていることから、良くも悪くも動く性質を持つ。歯科矯正はそれを利用して行われている。インプラントは、この「動き」を生むことはできない。

●メンテナンスと患者さんの意思

また、天然の歯には「ターンオーバー」がある。口腔内の歯茎や粘

膜が、常に一定の周期で新しいものに置き換わっていくことを「ターンオーバー」と言う。歯茎の場合、ターンオーバーの周期は9〜12日、口腔粘膜で1〜数日と言われている。

いわゆる新陳代謝のように、自然の歯から歯茎の方向に、ベルトコンベアのようにグルグルと組織が入れ替わる構造になっている。少しの炎症や汚れも押し出していくようなイメージだ。これによって、細菌侵入を防ぐのだ。

ところが、抜歯したあとセメント質や歯根膜シャーピー線維がなくなり、インプラントを施すことによって、この機能が三分の一ほどに減少すると言われている。細菌の侵入はしにくいが、侵入された後この機能が弱いということがわかっている。

しかし、この弱点を補う数々の周辺技術の進歩や対応のノウハウも蓄積しつつある。ただし、繰り返し申し上げるが、インプラントのメンテナンスは、患者さんの積極性なくしてはなしえない。たとえば噛み合わせが「少しおかしい」「違和感がある」といった時点で私たちを頼っていただきたい。インプラントによって変化した口腔内を健康に保つには、まずはその意思を患者さんにはお持ちいただきたいのだ。

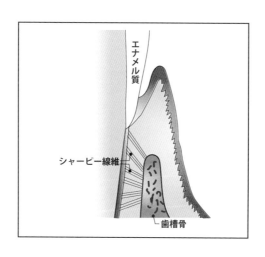

「インプラントはメンテナンスが大変」という声を聞くことがある。

　たしかに、インプラントにメンテナンスは必須だ。しかし、これは自然の歯であっても歯周病への予防はなくてはならないはずだ。一病息災という言葉があるように、インプラントをしたからこそ口腔内のメンテナンスを行うことになり、さまざまな疾病の発見や予防につながる。そう考えれば、「メンテナンスが大変」の意味も変わってくるだろう。

●治療の基本

　患者さんに、どうすれば歯の健康やインプラントの健全が保たれるのか、適切なアドバイスや治療を行うのが私たち歯科医師の役目だ。検診の場がなければ、その力を発揮することができない。

　例えば、検診で異常やそれを予感することが見つかれば、歯ブラシや歯間ブラシのツールを変えるといった、誰もが簡単にできることが有効であることもある。そこで適切なものはなにか、有効なことについて診察をしアドバイスをさせていただくのだ。患者さんのご年齢、噛み合わせの力、汚れの具合などなど、総合的に診察していくことが歯科医師に求められている。

　繰り返しになるが、現状のインプラントはメリットもデメリットも、またデメリットへの対策もよくわかってきている。

　歯科医師の治療の基本も明らかだ。インプラント体を埋入するとき、できるだけ垂直に、傾きを付けずに入れること。まっすぐに、そして、骨とジャンクションの位置を正しく設置することに神経を注ぐ。傾きがなければ、汚れはとれやすい。位置を正しく設置しターンオーバーを意識することで、インプラントの長持ちはより保障される。このターンオーバーはオールオン４といわれる、４本のインプラ

ントで健全な歯をささえる方法でさえも、少し意識しなければならない。

こうした治療の前提として患者さんと歯科医師の両者のコミュニケーションは、インプラント成功のコツである。

●歯科医師と最新情報と見極め

インプラント治療は、成熟期に入ったものの、さらにより確かで患者さんの安心につながる治療法や技術開発は進んでいる。既述したように、私自身日々の診療から見極めたときに、これはほぼ間違いなく結論がでており、多くの方にとって有益と確信をもてる技術や治療法が確立しているが、一方でやや疑問は残るが現時点でベストと思われるもの、ここは慎重に今後の臨床結果を見たり取り入れたりしようと考えるものがある。

医学は常にオセロのように、正解が不正解に変わるものだから、臨床においては「最新」を心得ているからと言って、それが患者さんにとって正解を導き出すとは限らない。患者さんの口腔内を診察し、生活環境や個々のご事情を伺い、将来を想像し診断をする。その診断も、やがて医学での正解と不正解が入れ替わったときにも、できうるかぎり患者さんに不利にならないように、判断をするのが本来の歯科医師である。

それゆえに、歯科医師は、常に最新の情報と、臨床において一般的にどのようなことが平準であるかを知っておく必要がある。そうした前提で、以下にインプラントの ①素材 ②型取り ③被せ物の固定方法 ④定着の可視化についてふれておきたいと思う。

●現在のインプラント① 素材

　多くの患者さんは知るよしもないが、最近ではインプラント素材が昔と一段と変わってきている。昔はデンタル・インプラントは、金属を溶かして歯を作るのが主だった。「ワックスアップ」と言い、蝋(ろう)で歯の形を作り、それを石膏に沈めて金属を溶かして流し込むという、鋳物技術を応用して被せ物は作られていた。

　今は「インゴット」と言われるキューブ（被せ物をつくる素材の塊）を「CAD/CAM」という機械で削り作るようになった。被せ物の精度も高く、価格も安くなってきている。これまで使用されていた、金、銀、銅、パラジウム白金などは、社会状況の変動などでも価格が不安定になる。また、それらは限りある資源ともいえる。そのため、そのように地球に負荷がかかる金属ではなく、人工ダイヤモンドのジルコニアやセラミックを使用したクラウン（冠＝歯全体を覆うように被せる人工の歯）を利用することが増えている。これらは、非常に固い性質を持つ。

　ジルコニアは、いまやインプラント治療の主役になっていると言える。当初インプラント素材としては逆に少し固すぎるのではないか、という疑問を持たれることもあった。

　しかし、硬質すぎて顎が壊れたり、顎の骨に影響がでることはないと判明し、今では一般的な治療法として広まってきている。

　ただ、51ページでも述べたように、歯根膜のないインプラントにとって、ジルコニアはインプラントにも非常に有用ではあるが、弱点がないわけではない。しっかりと噛めるという利点を生かすためには、この弱点を補う検診やメンテナンスが必須だ。

●骨と人工骨の可能性

インプラント素材の限界に挑戦するように、人工骨を研究開発する動きもある。インプラントメーカーは、定着の時間を短くし利便性を高くしようと様々に考えをめぐらしてきた。そこで注視されるのが骨だ。インプラントは骨が必須。骨がなく血液が巡っていないところに、インプラントは定着をしない弱点をもつ。

しかし、歯を限界まで残してしまうと骨の質が悪くなったり、骨がなくなってしまうこともある。限界まで歯を残すことで、骨の高さも幅も失い、質も悪くなるといった状態になるのだ。

さらに、骨は骨の形を覚える機能があり、今ある顎の形に戻ろうとする性質をもつ。インプラント治療を受けたり、なんらか治療した後も、骨はその記憶に従って元の形に戻ろうとする。

歴史的に骨がない方のインプラント治療への試行錯誤は続いている。なんとか改善をしようと考えたとき、人工骨といった発想がでてくる。

人工骨は一瞬、魔法の治療のように思えるが、素材をかえてもあくまでも人工であるため、血液が届かなければ本来の骨にはならない。研究は続けられていくだろうが、適材適所正しい使い方をしなくてはならない。

●現在のインプラント② 型取り

素材であるジルコニアとともに、現在のインプラントのもう一つの主役は「型取り」における「３Ｄ技術」だ。従来、歯の被せ物を精密につくるための「型取り」は、歯科治療において欠かせないものであると同時に、患者さんにとってはなかなか苦しいものだった。

これまでは粘土で型をとる方法が主流だったが、特に嘔吐反射のあ

る方にとってはきついものだ。それがなくても、粘土の粘りは気持ちのよいものではなく、まるで口内を拘束されたような不快な時間は、患者さんにとってはとても長く感じるだろう。

　ところが、今では高質なデジタルカメラ、オーラルスキャナ（TRIOS）で 3D 撮影が可能になった。レーザーなどの光を利用した小さなカメラを口内に入れ、歯の位置や噛み合わせ、歯の色を計測する 印象採得（歯型採り）の方法だ。1 秒間に 7 〜 8000 枚の撮影で、歯と歯の距離を計測する。

　このオーラルスキャナの弱点はメルクマール（基準点）がないと型が取れないのだ。オーラルスキャナは歯と加工組織からの距離を厳密に計測するものだから、歯が全くない人や大きく欠損された患者さんには不向きとなる。しかし、当院ではすでに 9 割以上の患者さんには適応できている。かなり多くの方にとって有益だ。

　そしてこの技術による利点は、患者さんの治療中の苦痛の削減だけではない。

　さらに、世界的に取り組みが急務とされている SDGs（持続可能な開発目標）は、歯科治療の世界でも課題があった。こうしたデジタル化によって、環境への負荷も削減することに成功しているという点を見落としてはならない。これまで、型取りをする際に使用される石膏、シリコンゴム印象材、ラバー印象材、アルギン酸印象材などは不要になった。また、それを片付けるための水や洗剤も不要。

　それらは、全てこれまで環境負荷がかかるものだった。

　むろん、それは、患者さんの健康にとっても、負荷がなくなるということだ。さらに、医療関係者の作業量も減る。

　私のクリニックでは、この 3 D検査方法をとらない例外は、インプラントが 4 本以上のケースだ。これは撮影時に画面が歪んでしまうからだ。これは恐らく今後新技術が登場することにより、解消される

ケースだとは思うが、いまは弱点となっている。

　このデジタル化により、被せ物を加工する技工所までの移動コストや時間が節約できる。メールやクラウドで患者さんのデータを送ることができる。これまで石膏模型には保管場所も手間も必要であったものも不要。パソコンの中で無制限に半永久的に保管され、必要な時だけ３Dプリンターで出力することが可能になった。

　以前の蝋で歯の形を作る「ワックスアップ」という工程は、パソコン上で歯の形を作る「デジタルワックスアップ」が主流になった。

　パソコンからCAD/CAMに出力し、削り出せば完成。強度を保つために「ファーネス」という窯（かま）に入れる作業もなくなった。

●現在のインプラント③ 被せ物の固定方法

１）「スクリュー（ネジ）固定」

　インプラント治療の当初から議論があり、決着がついていないことの一つが、被せ物をネジで「スクリュー（ネジ）固定」をするのか、「接着（剤）で固定する」のかだ。その時代により、この二つのどちらかが主流になったり、入れ替わったりをくり返している。というのも、両者には結局長所短所があるからだ。

「スクリュー（ネジ）固定」の場合、「アクセスホール」があり、上物が外せる構造だ。「アクセスホール」とは、人工の歯（上部構造）とインプラントをネジで接続するために、人工の歯に空いている穴のことを言う。取り外しがきくのは、確かに便利だ。接着剤を使わないから汚れがつきにくい利点もある。

　一方弱点は、審美的な問題だ。歯の上に穴が空くので患者さんにとっては、見た目が悪いと感じる方がおられる。そして、アクセスホールの分だけ、歯の強度が弱くなること。硬質のジルコニアを使用

しても、歯の面積と体積が減り強度が落ちてしまうこと。

　歯がかなり斜めであったり、顎の骨が薄かったりする患者さんの場合は、残念ながらうまい治療法とはいえない。アクセスホールは埋め込んだところから、まっすぐ延長上に出るもののため、アクセスホールが前歯の前方に出てくることになれば、見た目の問題で難しいものになる。歯の前に穴が開いているのは、あまりに審美的にマイナスだ。

　2）「セメント（剤）固定」

「セメント（剤）固定」の長所は「スクリュー（ネジ）固定」の逆のことになる。

　まず、見た目がいい。ネジ止めでないため、接着してしまえばそれがインプラントであることもわかりにくい。そして、強度があり、角度規制に強い。アバットメントに角度をつけることで、全く問題はないだろう。

　弱点は、明解だ。接着してしまうことで、気軽に外せない。場合によっては上物を壊さないと外せない。そして、余剰セメントが問題になる。接着剤が歯茎の中に残ってしまった場合、歯周病の原因になったりしてしまう。

　3）新たな提案と私の見解

　現状は、アクセスホール付きのスクリュー固定の方と接着では、7：3くらいで主流はスクリュー固定だ。

　ブローネマルクが開発した「マルチアバットメント（スクリュー固定アバットメント）」は、スクリュー固定になっている。全ての症例でアクセスホールの位置を17度や30度に角度を変えることで、アクセスホールを目立たない位置に設定することができる。それを使う

方法が現状は主流になっている。

　接着する方法も、新たな提案がある。それは、ストローマン・システムによるSRAだが、歴史が浅すぎる点で私は慎重に捉えている。

　治療法や薬剤はある一定程度の時間経過を経たものを、過去のそれらと比較検討したい。患者さんの状態や症状によっては、新しい治療法などを試すこともひとつであるが、私自身はかなり慎重に考えるところである。

　ブローネマルクのマルチアバットメント、ストローマンのSRAについても、強度的な問題について一考するところがある。一概にはどちらと言いがたい状況ではあるという前提で、患者さん個々の症状によってよりベターで安全な治療を心がけるものである。

●現在のインプラント④ 定着の可視化

　これまでは、インプラントの定着については、歯科医師の経験と力量に頼るしかなかったが、近年はそれを数値で表す「オステルメーター」という機器も登場した。

　それは、インプラント体の先を歯肉から露出させる2次オペの時に使用される。磁性を使い骨との定着度を調べる数値をチェックできる。インプラント安定指数を「ISQ値」と言い、その数値が60以上であることで、定着の目安となる。

　この機器が登場してから、歯科医師は経験則だけではなく、患者さんも納得できる客観的な数値を参考に、より確実な診断ができるようになった。インプラントを入れた当日に、歯を入れることが可能かどうかの計測にも使えるようになった。

　この数値は、歯科医師としては治療経過をふり返り立ち返るために、ずっと追いかけていく必要がある。患者さんのインプラントの治

療やメンテナンスをより質の良いものにするために有益な計測だ。

●弱点克服のカギが定期検査

　今やインプラントは、多くの人々にとって安全で安心な歯科治療となっている。医療にとってデメリットがないことが「万全」なのではなく、メリットとデメリットが明解であり、適切な診断と治療のできる医療者によって、それはさらに保障される。

　例えば、ジルコニアは硬さが弱点ともいわれたが、逆に硬いという利点を活かし一度きちっと噛み合わせが合えば、快適に過ごせることを意味している。その快適さを維持していくために、患者さんには定期検診を怠らないことをお願いする。

　とくに、インプラントの場合、ターンオーバーが少なく、掃除が非常に重要。それとともに、インプラントのジルコニアクラウンの利点を活かし、患者さんの生活の質を上げるためにバランスをとることは必須だ。そのため、施術直後だけでなく、継続して生活に取り入れていただきたい。時間経過や口腔内の環境の変化でそれは変化するからだ。

　例えば他の歯が抜けたり弱ってしまったとき、また5年6年と時間が経ち、口の中の環境が老化したとき、定期検査をすることで不調が起きる前に、その都度歯科医師は口内のバランスを整えることができる。

　当院では、4ヵ月に1回の定期検査をお薦めしている。

参考文献

「スプートニク日本ニュース」(2022 年 5 月 24 日)

　The International Team for Implantology（ITI）HP

　ストローマン - Straumann HP

『このインプラントなに？』（梁瀬 他著 医歯薬出版株式会社）

『歯科インプラント治療ガイドブック』（中原國央 編 クインテッセンス出版株式会社）

『歯痛の文化史 古代エジプトからハリウッドまで』（ジェイムズ・ウィンブラント著 忠平美幸訳 朝日選書）

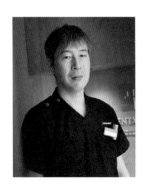

〈著者紹介〉

高田 徹(たかだ とおる)

1974年 福岡県北九州市生まれ。熊本マリスト学園高等学校
を経て、岩手医科大学歯学部卒業卒業後、同大学麻酔科、
インプラントクリニックで研鑽。
現在、東京都杉並区荻窪の医療法人社団タカダ会理事長。
インプラントの治療と啓蒙活動に従事している。

痛みと不安をとりのぞく
インプラント治療をめざして

定価（本体600円＋税）

2022年9月23日初版第1刷印刷
2022年9月28日初版第1刷発行
著 者　高田 徹
発行者　百瀬 精一
発行所　鳥影社 (www.choeisha.com)
〒160-0023　東京都新宿区西新宿3-5-12トーカン新宿7F
電話 03-5948-6470, FAX 03-5948-6471
〒392-0012　長野県諏訪市四賀229-1（本社・編集室）
電話 0266-53-2903, FAX 0266-58-6771
印刷・製本　モリモト印刷
© TAKADA toru 2022 printed in Japan
ISBN978-4-86265-985-9　C0047